Hildegard Aman-Habacht

Die Wechseljahre

Geschenk | Luxus | Herausforderung

Exklusive Erfolgsrezepte für die größte Veränderung
im Leben der Frau

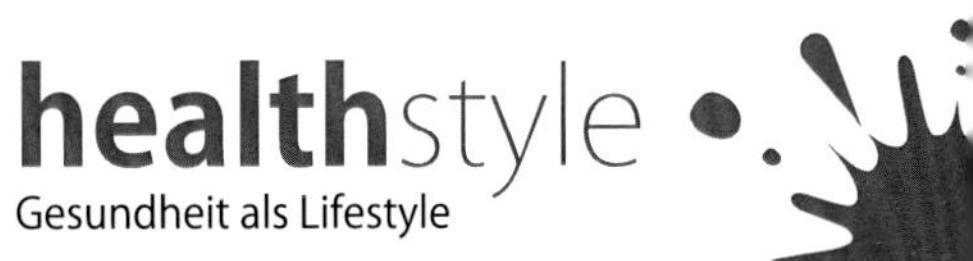

Hildegard Aman-Habacht

Die Wechseljahre

Geschenk | Luxus | Herausforderung

Exklusive Erfolgsrezepte für die größte Veränderung
im Leben der Frau

Herzlich Willkommen ...

„in den Wechseljahren"!

In diesem kurzen, aber ermutigendem Ratgeber findest du Tipps und Inspirationen rund um die größte Veränderung im Sein einer Frau.

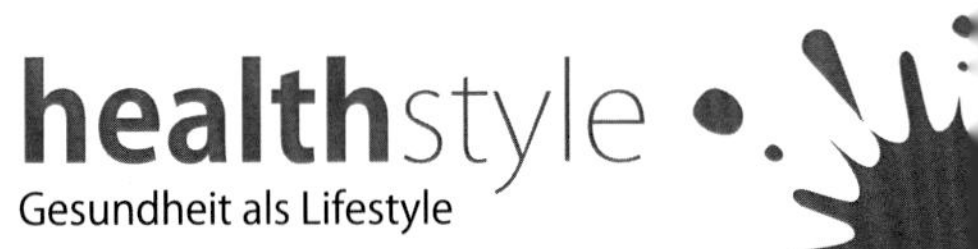

www.healthstyle.media

Hochheim 2021

Gestaltung: Jürgen Bücker (AKOM.media GmbH)

Umschlag: Designbüro Wiegandt

Druck: print24.com

Printed in Germany

ISBN 978-3-948849-19-1

Inhaltsverzeichnis

SOS „Wechseljahre“ – Hilfe, was passiert mit mir?

Hormone – Hormone – Hormone

Du bist jetzt also in den Wechseljahren – sonst wärst du wahrscheinlich nicht hier.

HERZLICH WILLKOMMEN!

Schön, dass du da bist.

In den Wechseljahren zu sein, heißt im wahrsten Sinn des Wortes: „Du befindest dich zwischen den Welten“. Manchmal denkst du, du bist in der Pubertät, dann holt dich wieder die schreckliche Befürchtung ein, dass du jetzt zum alten Eisen gehörst. Ja, wir Frauen in den Wechseljahren haben viele Facetten und viele Gesichter. Ist das nicht wunderbar?!

Ich weiß, nicht immer kann man es mit einem lachenden Auge betrachten. Aber genau darum bist du ja hier, damit du Tipps und Inspirationen erhältst für das Handling mit und in den Wechseljahren.

Zu allererst musst du wissen, dass mit dir alles in Ordnung ist, dass du da richtig bist, wo du bist. Du kannst deinem Körper gratulieren, dass er so gescheit ist und genau weiß, was in deinem Leben Sache ist und was als Nächstes an der Reihe ist. Fakt ist, dass dein ganzes Sein der Meinung ist, dass die Sache mit Nachwuchs und Aufzucht von Kindern jetzt langsam erledigt ist. Langsam deswegen, weil du ja vielleicht noch einen oder mehrere Sprösslinge zu Hause hast und eh noch ein Weilchen mit ihm, ihr oder ihnen beschäftigt bist. Solltest du keine Kinder haben, dann ist dein Körper jetzt trotzdem der Meinung „Jetzt nicht mehr!“

Ist diese Entscheidung gefallen und somit der Fortpflanzungsprozess abgeschlossen, beginnt sich ein erstes Hormon langsam zu verabschieden. Es ist das Progesteron, das Hormon der 2. Zyklushälfte. Damit beginnt die 1. Phase der Wechseljahre, die Prämenopause, meist im Alter von 40-45 Jahren.

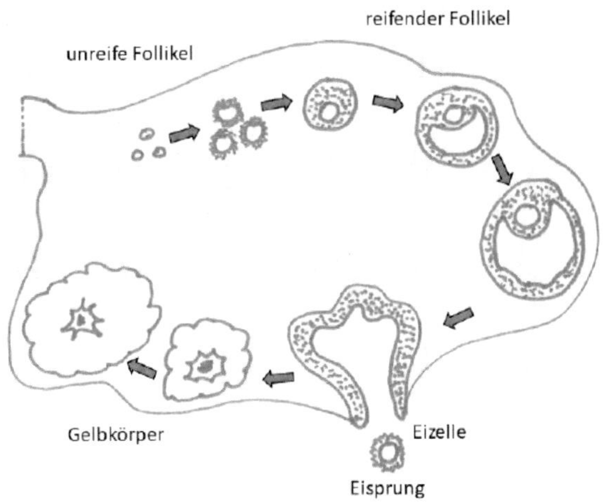

Abb. 1: Eisprung (Quelle: Hildegard Aman Habacht)

Ich weiß ja nicht wie es dir mit dem Verständnis in Bezug auf die Hormone in deinem eigenen Körper geht. Bei mir jedenfalls hat es lange gedauert, bis ich den Ablauf verstanden habe.

Daher möchte ich ihn dir so simpel wie möglich erklären:

- Alle 4 Wochen reift eine Eizelle zu einem Follikel heran. FSH (follikelstimulierendes Hormon) stimuliert den Follikel, damit er wächst.
- Der Follikel produziert Östrogen. Damit wird die Gebärmutterschleimhaut aufgebaut.
- LH (luteinisierendes Hormon) veranlasst nach 12-14 Tagen den Eisprung. Die Eizelle verlässt den Follikel und wird vom Eileiter aufgenommen.
- Der leere Follikel, das Eibläschen, wird zum Gelbkörper umgewandelt und produziert Gelbkörperhormone, auch Progesteron genannt.
- Die Aufgabe des Progesterons: Gebärmutterschleimhaut umzuwandeln, damit sich das Ei einnisten kann.
- Kommt es zu keiner Befruchtung, stirbt das Gelbkörperhormon ab, die Progesteronproduktion wird eingestellt und die Gebärmutterschleimhaut abgestoßen.
- Die Menstruation setzt mit dem 28. Tag ein.

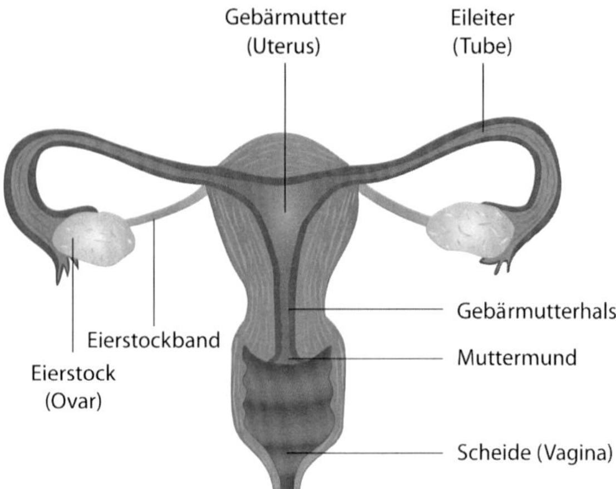

Abb. 2: Anatomie der Gebärmutter (Quelle: Adobe Stock)

Zurück zur Prämenopause

In dieser Phase kommt es nicht mehr in jedem Zyklus zu einem Eisprung. Der fehlende Eisprung hat zur Konsequenz, dass kein Gelbkörper entsteht und somit kein Progesteron produziert wird. Aus diesem Grunde ist die Prämenopause durch den Rückgang von Progesteron gekennzeichnet.

Der Östrogenspiegel beginnt in dieser Zeit zwar auch zurückzugehen, jedoch langsamer als das Progesteron. Es wird hier häufig, wegen des Ungleichgewichts der beiden Hormone, von einer Östrogendominanz gesprochen.

Der Zyklus ist meist noch regelmäßig, oft aber schon verkürzt – ein Zeichen des fehlenden Eisprungs. Die Blutungen selbst können entweder schwächer, aber auch viel stärker sein. Stärkere Blutungen können den Alltag jetzt schon ganz schön beeinträchtigen.

Die ersten Symptome der Wechseljahre machen sich breit:

- Nächtliches Schwitzen
- Antriebslosigkeit

- Mangelnde Freude
- Energielosigkeit
- Schlechter Schlaf
- Spannungsgefühle in der Brust
- Erste Wassereinlagerungen aufgrund des Progesteronmangels.

Um das 50. Lebensjahr herum geht es in die 2. Phase, die Perimenopause, 1 bis 2 Jahre vor und ca. 1 Jahr nach der letzten Blutung. Es gelangen langsam aber sicher keine Follikel mehr zur Reifung und es kommt immer seltener zum Eisprung. Unsere übergeordnete Zentrale, die Hypophyse, versucht nun die Eierstöcke zu aktivieren und die versiegende Follikelreifung anzuregen. Die Hormone FSH und LH werden vermehrt produziert.

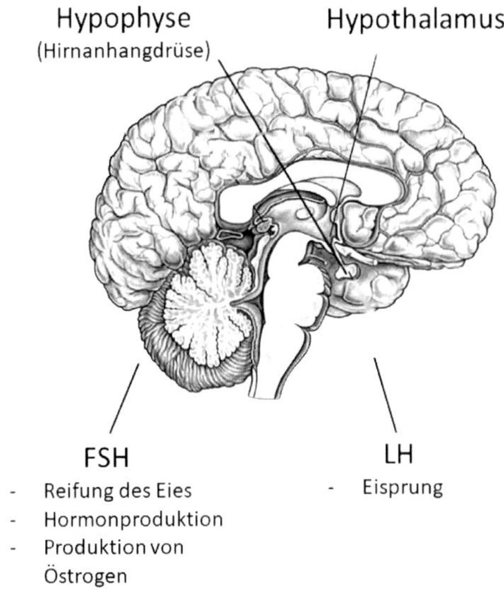

Abb. 3: FSH und LH Produktion (Quelle: Hildegard Aman-Habacht)

- Das follikelstimulierende Hormon FSH ist vor allem für die Reifung des Eies und für die Hormonproduktion der Eierstöcke wichtig. Es stimuliert die Produktion von Östrogenen.
- Das luteinisierende Hormon LH spielt hauptsächlich beim Eisprung eine Rolle.

Hormonell gesehen gleicht diese Zeit einer Achterbahnfahrt: die Östrogene fallen ab und durch den Anstieg von FSH steigen sie dann wieder an, um anschließend wieder abzusinken. Durch den Rückgang der Östrogene ist die Steuerung des Wärmezentrums im Zwischenhirn ziemlich in Mitleidenschaft gezogen, da die Östrogene ein wichtiger Faktor bei dieser Regulierung sind. Irgendwann helfen alle Anstrengungen der Hypophyse nicht mehr und die Blutungen bleiben aus. Die letzte, durch körpereigene Hormone ausgelöste Regel bezeichnet man Menopause.

Typische Begleiterscheinungen der Perimenopause sind:

- Hitzewallungen
- Schlafstörungen
- Durchschlafprobleme
- Stimmungsschwankungen
- Spannungsgefühle in der Brust

Nach der Perimenopause geht es in die 3. Phase, die Postmenopause. Auch diese kann wiederum einige Jahre anhalten. Durchschnittlich dauern die gesamten Wechseljahre zwischen 10 und 15 Jahre. Progesteron und Östrogen sind nun auf ein Minimum abgefallen, während FSH und LH deutlich steigen.

Zusätzlich kann es jetzt noch zu weiteren Folgeerscheinungen kommen:

- Trockene Schleimhäute
- Osteoporose
- Harnwegsprobleme
- Haarausfall
- Herz-Kreislaufprobleme
- Ein- und Durchschlafstörungen.

Es handelt sich dabei um einen ganz normalen hormonellen Umstellungsprozess, so wie es ein hormoneller Umstellungsprozess ist, wenn es zum Eisprung und zum Auf- und Abbau der Gebärmutterschleimhaut kommt.

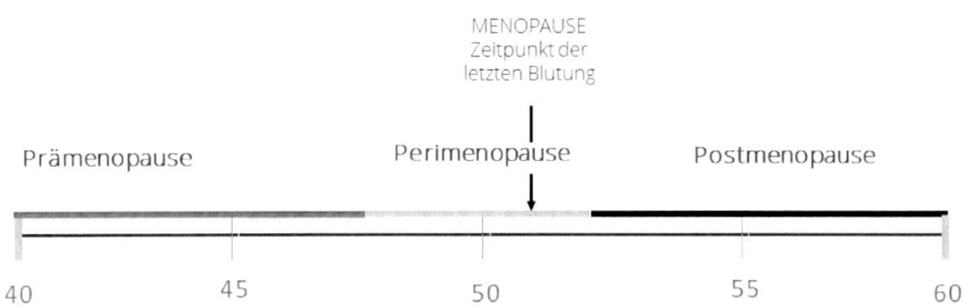

Abb. 4: Zeitschiene Wechseljahre (Quelle: Hildegard Aman-Habacht)

Der ganze Hormonmix verschiebt sich hin zu mehr Testosteron, dem männlichen Geschlechtshormon. Wir werden männlicher, durchsetzungsfähiger, belastbarer und härter in den Diskussionen. Daraus ist der Ausdruck „Mannweib" entstanden.

Testosteron macht sich aber auch bemerkbar durch Haare am Kinn, in den Ohren und an den unglaublichsten Stellen.

Das ist alles ganz schön verwirrend! Ich weiß nicht, wie es dir geht – aber, wie schon erwähnt, für mich war es das. Die Beschäftigung mit diesem Thema bringt mehr Verständnis und rückt vieles wieder ins rechte Licht. Du bekommst nicht nur mehr geistiges Verständnis für diese komplizierten Prozesse, sondern auch mehr Verständnis für dich, deine Situation und dieses „Tabu"-Thema.

Doch das ist eine andere Geschichte, die wir etwas später näher beleuchten. Inzwischen wünsche ich dir mit deinem neuen Wissen viele erleuchtende Erkenntnisse und viel mehr Verständnis und Einfühlsamkeit für dich und deinen Körper.

Die nächsten Schritte

Den meisten Frauen fällt es schwer, sich mit dem „Mäntelchen“ der Wechseljahre anzufreunden. Sie wollen die leise Ahnung, dass die Wechseljahre zugeschlagen haben, nicht wahrhaben und nicht zulassen. Es wird geheim gehalten, nicht darüber geredet und wenn, dann nur hinter vorgehaltener Hand.

In unserer Gesellschaft und vor allem durch unsere direkten Überlieferungen schwingt das Muster von „durchgeknallt“ mit. Eine Frau in den Wechseljahren tauge nichts mehr und sei nichts mehr wert. So sind die Wechseljahre zu einem riesengroßen „Tabu“-Thema geworden.

1. Schritt

Es gilt zu erkennen, dass die Frau in den Wechseljahren lediglich ihre Fortpflanzungsfähigkeit abgeschlossen hat.

2. Schritt

Lass dich ein auf den spannendsten Abschnitt in deinem Leben! Endlich ist Zeit für dich. Die Kinder sind aus dem Haus bzw. groß und die Verpflichtungen werden weniger.

3. Schritt

Wende dich wieder deinem Partner bzw. einem Partner zu und erlebe das Thema Partnerschaft und Sexualität neu.

4. Schritt

Jetzt heißt es, diese neue Herausforderung anzunehmen! Es ist DEINE Zeit, die ganz alleine dir gehört! Richte dich neu aus! Tue, was du schon immer tun wolltest! Lebe deine geheimsten Träume!

5. Schritt

Feiern – Party – auf zu neuen Ufern!

Was der Körper jetzt braucht!

In der Zeit dieser riesigen Hormonumstellung braucht unser Körper ganz spezielle Unterstützung. Wenn die Hormone nachlassen, gerät auch die Balance aus den Fugen. Unser Rhythmus ist im wahrsten Sinn des Wortes gestört.

Vitalstoffe in ausreichenden Mengen helfen der Regulationsfähigkeit des Körpers:

Vitamin B12

unterstützt unsere Nervenregeneration (die brauchen wir doch gerade jetzt), einen guten Schlaf, eine schmerzfreie Muskulatur, die Blutbildung, ein starkes Herz und die Regulation des Blutdrucks.

Chronische Erschöpfung ist in jedem Fall ein Zeichen von einem Vitamin B12-Mangel. Ein ausgeglichener Vitamin B12-Status sollte bei 500-900 pg/ml Serum liegen.

Vitamin D

Wird es im Körper selbst produziert, gilt es als Hormon und gehört somit zu den allernächsten Verwandten von Progesteron, Östrogen und Testosteron. Dies zeigt schon, wie wichtig Vitamin D in Zeiten der Wechseljahre ist, wenn die Produktion der Keimdrüsenhormone abstürzt. Wir benötigen Vitamin D für ein gesundes Knochenwachstum, ein gesundes Immunsystem, ein starkes Herz, einen ausgeglichenen Blutdruck, einen guten Schlaf und ein hervorragendes Gedächtnis.

Aber am aller Wichtigsten sind die gute Laune und die Lebensenergie, die wir durch Vitamin D erhalten. Ein ausgeglichener Vitamin D-Wert liegt bei 50-70 ng/dl.

Vitamin K2

Während Vitamin D die Aufnahme von Kalzium im Körper forciert, transportiert Vitamin K2 Kalzium in die Knochen. Mit der Anwendung beider Vitamine kann der Osteoporose entgegengewirkt werden. Wichtig dabei zu wissen ist, dass beide Vitamine in ausreichender Dosierung durchgehend, während der gesamten Zeit der Wechseljahre, genommen werden sollten.

Als Nahrungsergänzung ist daher ein Kombinationsmittel beider empfehlenswert.

Omega 3

braucht unser Wechseljahreskörper verstärkt für Haut und Schleimhäute, Nerven und Blutgefäße, die vor Verkalkungen geschützt werden dürfen. So wirkt Omega 3 auch Alzheimer entgegen.

Wir finden Omega 3 zwar in Fisch, diversen guten Ölen und Nüssen, allerdings kann eine zusätzliche Gabe nicht schaden.

Magnesium

Das Mineral der Entspannung und gleichzeitig der Leistungsfähigkeit unterstützt uns gerade in Zeiten von Stress, emotionalem Druck, hohem Blutdruck und Herzrhythmusstörungen.

Sehr oft können wir unserem Körper diese wichtigen Vitalstoffe über die moderne Ernährung nicht ausreichend zur Verfügung stellen. Gerade in Zeit von besonderen Herausforderungen, wie z.B. der Wechseljahre, braucht unser System aber diese wichtige Unterstützung.

Selenit

Eine Menge an Giftstoffen gelangt täglich, unter anderem über die Nahrung, in unseren Körper. Selenit schleust zum einen wichtige Substanzen in unsere Zellen, zum anderen hilft es, Gifte und Schwermetalle wieder abzutransportieren. Da der Körper Selenit nicht selbst herstellen kann, sind wir also auf die Zufuhr von außen angewiesen.

Zink

ist ein wichtiges Mineral, das schönerer Haut, glänzenderen Haaren, festeren Nägeln, zur Wundheilung und Vorbeugung vor Infekten dient. Außerdem schützt es vor Diabetes und wirkt sich somit günstig auf unseren Zuckerstoffwechsel aus.

Silicea / Magnesium

Diese Kombination wirkt sich äußerst günstig auf unsere Knochen aus, gerade wenn Osteoporose, mit der Veränderung des Hormonspiegels, zum Thema wird.

Silicea hat aber auch eine hervorragende Wirkung auf unseren Darm. Es unterstützt den Darm bei der Bindung der Giftstoffe und der Ausscheidung, sodass diese nicht ins Blut gelangen und dort Allergien auslösen.

Flohsamenschalen
unterstützen ebenso den Darm bei der Ausscheidung. Ein weicher Stuhlgang schont unsere Beckenbodenmuskulatur und beugt Hämorrhoiden vor. Abgesehen davon werden Gifte und Moder aus den Darmwänden herausgelöst.

Trotz aller Möglichkeiten, die uns die Vitalstoffversorgung durch Kapseln und Pillen ermöglicht, sei hier darauf hingewiesen, dass trotzdem eine gesunde, ausgewogene, frische und jahreszeitlich angepasste Ernährung essenziell ist!

Eine Vitamin- und Mikoronährstoffbestimmung über das Blut ist zweimal jährlich äußerst empfehlenswert.

Gutes Essen ist Balsam für die Seele

Vor einigen Jahren konnten wir noch essen, was uns geschmeckt hat. Heute geht das gar nicht mehr! Der Stoffwechsel ist langsamer geworden. Auch das ist so eine Sache der Wechseljahre.

Daher zählen jetzt, mehr denn je: Lebensmittel mit geringem Energie-, aber hohem Nährstoffgehalt!

Lebensmittel mit hohem Energiegehalt sind alle Kohlenhydrate, wie Nudeln, Reis, Brot, Kartoffeln, Zucker. Kohlenhydrate werden in unserem Körper zu kleinen Zuckermolekülen umgebaut und – sofern sie nicht relativ schnell verbraucht werden – als Fett im Körper abgespeichert.

Auch Fruktose, der Fruchtzucker in Obst und Alkohol, wird in der Leber als Fett abgespeichert.

Somit ist bereits klar, was unser Körper jetzt in den Wechseljahren wirklich braucht: Viel Gemüse!

Obst nur sehr ausgewählt. Obstsorten mit wenig Fruktose sind Beeren, Guave, Wassermelone, Grapefruit, Kirschen, Papaya, Rhabarber, Orangen und Clementinen. Schon unsere Vorfahren haben Obst ausschließlich als Dessert gegessen und nicht einfach zwischendurch genascht.

Und was die Kohlenhydrate betrifft: wenn schon, dann bitte Komplexe, d.h. Vollkornprodukte. Zur Aufspaltung von Vollkornprodukten braucht der Körper länger, daher werden komplexe Kohlenhydrate nicht so schnell in Zucker umgewandelt und stehen dem Körper nicht so rasch zur Verfügung. Die weitere Verarbeitung zu Fett dauert daher länger. D.h. wir haben länger Zeit, diese Stoffe in Form von Energie zu nutzen. Weißes Mehl, polierter Reis, Stärke, Teigwaren und Zucker gilt es zu vermeiden.

Eiweiß kann der Körper jetzt gut gebrauchen. Jede Zelle enthält Eiweiß! Eiweiß, auch Protein genannt, ist der eigentliche Baustoff des Organismus. Eiweiß finden wir in Hülsenfrüchten, Soja, Fisch, Käse, Hühnerei und Fleisch. Proteine sind außerdem für den Transport von verschiedenen Stoffen, wie Fetten, Cholesterin, fettlöslichen Vitaminen, Eisen und Calcium, im Blut notwendig.

Womit wir beim nächsten Punkt sind: Fleisch! Durch den hohen Eiweißgehalt liefert Fleisch Purine, Eiweißbegleitstoffe, die im Körper die Harnsäure ansteigen lassen. Was außerdem für einen reduzierten Fleischkonsum spricht, sind die in tierischen Fetten enthaltenen gesättigten Fettsäuren. Sie gelten als weniger gesund, da sie die Blutfette, vor allem das „schlechte" LDL-Cholesterin, erhöhen. Wenn wir dann noch an die Stressfaktoren und die diversen Behandlungen der Tiere denken, gilt: lieber weniger Fleisch, dafür eine umso bessere Qualität.

Generell ist es empfehlenswert, den täglichen Verzehr von gesättigten Fettsäuren zu reduzieren. Diese finden wir in: Fleisch, Wurst, fettem Käse, Sahne, Butter und Schmalz, Palm- und Kokosnussöl, Gebäck und Backwaren, Schokolade und fettigen Süßigkeiten.

Ein einfacher aber effektiver Tipp ist, die tierischen Fette gegen pflanzliche Fette zu ersetzen:

- Salate: Distelöl, Leinöl, Olivenöl, Walnussöl, Kürbiskernöl
- Braten und Backen: Sesamöl, Erdnussöl, Rapsöl

Gerade in den Wechseljahren ist es wesentlich, pflanzliche Phytoöstrogene zu sich zu nehmen. Diese bringen den Hormonhaushalt auf natürliche Weise wieder ins Gleichgewicht.

Phytoöstrogene findest du in: Rotklee (als Tee), Granatapfel, Soja, Leinsamen, Sonnenblumen- und Kürbiskernen, Trockenfrüchten (Aprikosen, Pflaumen, Datteln...) – in Maßen (Fruktose!) –, Hülsenfrüchten, Maca (von den Inkas), Traubensilberkerze (als Kapseln oder Tee), Hopfen (als Kapseln erhältlich), Mönchspfeffer (als Kapseln oder Tee).

Wasser unterstützt unseren Stoffwechsel. Nimm Abstand von süßen Softdrinks, Säften und Alkohol. Auch Kaffee treibt die innere Hitze an. Genieße deinen Kaffee in Maßen!

Bewegung ist nicht alles, aber...

...ohne Bewegung ist alles nichts!

Wir fühlen uns mies, schlecht gelaunt, der Stoffwechsel und die Verdauung funktionieren nicht und die Stimmung ist im Keller. Bewegung bringt die Glückshormone zum Purzeln. Doch wenn da nicht der innere Schweinehund wäre, der uns immer wieder die Couch schmackhaft macht. 1001 Ausreden sorgen dafür, dass wir uns wieder nicht bewegen.

Aber die gute Nachricht ist: viele „Minitrainings" sind besser und gesünder, als sich auszupowern! Es ist besser sich täglich moderat zu bewegen, als sich 1-2x die Woche zu verausgaben.

Bewege dich wann und wo immer du willst!

Werde kreativ: mache Pausen beim Sitzen, gehe beim Warten hin und her, nimm die Treppen statt den Aufzug, gehe eine Station zu Fuß statt mit Öffis zu fahren ... und lass eventuell das Laufen sein! Es pusht deinen Puls und deinen Stresslevel.

Wenn du flott und zügig gehst, hast du einen Puls von 120 und das ist optimal, um deinen Stoffwechsel, also deine Fettverbrennung, anzuregen (statt lediglich Kohlenhydrate zu verbrennen) und um Stress abzubauen.

Nutze dazu so oft wie möglich die Natur. Hinterher fühlst du dich wie neu geboren, regeneriert und gut gelaunt statt ausgelaugt.

Ganz besonderes Augenmerk solltest du auf deine Körpermitte lenken: Bauch und Beckenboden. Die Muskeln werden schlaff und die Schleimhäute trocken. Ein gutes Bauch-Beine-Po- oder Beckenbodentraining wirkt dem entgegen und so ist dann auch noch im hohen Alter Verlass auf deine Blase.

Trainiere deinen Beckenboden im Sitzen in den Öffis, im Auto oder beim Warten:

- Verschließe und öffne deinen Beckenboden, indem du ihn kontrahierst (so als würdest du Harn- oder Stuhl unterdrücken) und dann wieder loslässt,
- Beim Sitzen: drücke im Wechsel einmal die linke, einmal die rechte Ferse in den Boden.

Auch Pilates oder Yoga schenken dir mehr Vitalität und Ausgeglichenheit. Gerade die Dehnungsübungen am Ende jeder Einheit fahren dein sympathisches Nervensystem herunter und aktivieren den Parasympathikus, der dich direkt in die Entspannung führt.

Nicht zu vergessen ist neben dem Ausdauertraining und der Gymnastik für die Beweglichkeit/das Krafttraining. Bereits das Training mit Therabändern, Smoveys, Bällen & Co zählt zum Krafttraining.

Wichtig dabei zu wissen ist, dass es der Osteoporose entgegenwirkt. Wenn der Muskel arbeitet und eine Bewegung mit Gewicht umsetzt, zieht er am Knochen. Dieser fühlt sich von dem zusätzlichen Gewicht bedroht und beginnt, vermehrt Kalzium einzulagern. Krafttraining ist eine wertvolle Begleitmaßnahme, wenn Osteoporose ein Thema ist.

Apropos Osteoporose

Vitamin D wirkt sich zusammen mit Kalzium eklatant auf den Knochenstoffwechsel aus. Allen voran steigert es die Bildung, die Reifung und die Aktivität der einzelnen Knochenzellen sowie die Mineralisation, also die Einlagerung von Kalzium im Knochen. Ein langanhaltender Vitamin D-Mangel wirkt sich auf unsere Knochen aus, macht sie spröde und führt à la longue zu Osteoporose.

Gerade bei Frauen in den Wechseljahren kommt es nach der Hormonumstellung des Körpers meist zu einem Mangel an Vitamin D. Dieses Hormon gemeinsam mit essenziellem Krafttraining gibt deinen Knochen die Nährstoffe, die sie brauchen, um möglichst lange stabil und stark zu sein.

SORGE DICH GUT UM DEINEN KÖRPER. ER IST DER EINZIGE ORT, DEN DU ZUM LEBEN HAST!

Was du unbedingt vermeiden solltest, ist Stress!

„EIN ERFÜLLTES LEBEN BESTEHT NICHT DARIN, ES MÖGLICHST VOLLZUPACKEN, SONDERN DARIN, UNNÖTIGES WEGZULASSEN UND DIE DINGE ZU TUN, DIE DIR ENERGIE, SPASS UND SINN GEBEN!"
(Dr. Martin Krengel, Motivationstrainer)

...Aber so funktioniert unser Leben in den meisten Fällen nicht. Getrieben von To-Do-Listen, Verpflichtungen und Versprechungen laufen die meisten von uns durch das Leben. Ein Tag nach dem anderen vergeht und wir wundern uns, wo die Zeit bleibt, vor allem die Zeit für uns. Ausgebrannt, lustlos und traurig bis depressiv ist die nüchterne Bilanz unseres Gefühllebens.

1 Verplane deinen Tag nicht zur Gänze.

Lass genügend Leerraum! Meist kommen unerwartete Dinge hinzu, die erledigt werden wollen. Achte drauf, dass trotz allen To-Do's jeden Tag Raum für dich selbst bleibt.

2 Hinterfrage jede Tätigkeit auf ihren Sinn.

„Warum tue ich das?" Oft haben wir Gewohnheiten übernommen von Generationen/Partnern/Kollegen oder sie wurden uns bereits in unserer Kindheit antrainiert. Wenn du dein „Warum" nicht findest, keinen plausiblen Grund und es dir auch nicht mehr wichtig ist, dann eliminiere diese Angewohnheit aus deiner täglichen Routine.

Noch einmal: „Ein erfülltes Leben besteht nicht darin, es möglichst vollzupacken, sondern darin, Unnötiges wegzulassen..."
(Dr. Martin Krengel, Motivationstrainer

 # 3 Medien

Viel zu sehr lassen wir uns von ihnen stressen, egal ob Social Media, Handynachrichten, Anrufe, Mails, TV-Serien, Spiele-Apps und was es sonst noch alles gibt.

Wann hast du dir deine letzte Medien-Auszeit genommen? Bzw. hattest du überhaupt schon einmal eine?

Gönne dir bewusste Medienpausen! Fange klein an, mit 15 Minuten, und dehne sie aus, vielleicht sogar auf ein ganzes Wochenende. Das bringt dir „ICH"-Zeit, Ruhe und Frieden!

 # 4 Bewegung

Ausdauersport baut Stress ab! Ausdauernde Bewegung heißt aber nicht, laufen zu gehen und einen Puls von 140 oder gar mehr zu haben. Für die meisten Frauen in unserem Alter ist es stressfreier, sich mit einem Puls von 120 fortzubewegen. Und den erreicht frau schon beim flotten Gehen. Die Stresshormone Adrenalin und Noradrenalin sowie Cortisol und Cortison werden dabei nicht erzeugt. Ganz im Gegenteil: Sie werden abgebaut und das parasympathische Nervensystem, das für die Entspannung verantwortlich ist, wird zum Einsatz gerufen. Glückshormone werden produziert.

 # 5 Ruhe/Meditation/Frieden

Das kann für jeden anders aussehen. Es gibt so viele Formen der Mediation und ganz gleich, ob du eine Phantasiereise machst, Progressive Muskelentspannung, Autogenes Training, atmest, Musik hörst, malst, singst, spazierst, liest, schreibst, tanzt, gärtnerst, was auch immer dich glücklich macht – es führt dich zurück zu dir selbst. Du nimmst dich wahr, du beschäftigst dich mit dem, was du gerne tust. Du erfüllst dich, dein Sein – dein Leben! Diese Momente schenken dir Zufriedenheit, Freude und Vollkommenheit.

„...und die Dinge zu tun, die dir Energie, Spaß und Sinn geben!"

(Dr. Martin Krengel, Motivationstrainer)

Sei es dir wert, dir täglich diese Momente zu schenken. Sind sie auch noch so klein, noch so kurz, sie sind „über"lebensnotwendig. Räume dir diese Zeit ein, sie erfüllt dich mit unglaublichem Glück und tiefstem inneren Frieden. Die Glückshormone purzeln und du kommst in deiner Mitte an!

FAKTEN

STRESS kommt eigentlich aus der Physik und bedeutet da so viel wie:

„Anspannung, Druck und Verzerrung von Metallen und Glas."
(Dr. Martin Krengel, Motivationstrainer)

Übersetzt ins Medizinische: „Anspannungen und Anpassungszwänge, die einen aus dem persönlichen Gleichgewicht bringen können und bei denen man seelisch und körperlich unter Druck steht."

Und genau dieser Druck wirkt sich auf unser Hormonsystem aus. Aber warum ist das gerade in den Wechseljahren so problematisch? Eines der ersten Dinge, die sich in den Wechseljahren verändern, ist der Östrogenspiegel. Er fällt und kann zusätzlich das Stresshormon Cortisol aus dem Gleichgewicht bringen. Wenn wir unter Stress stehen, schüttet der Körper die Hormone Adrenalin und Cortisol aus, die in den Nebennieren produziert werden. Die Nebennieren enthalten unsere Lebensenergie und bereiten uns auf Aktionen und Handlungen vor. Chronischer, langfristiger Stress schadet jedoch und richtet ein Chaos im Gleichgewicht der Hormone an. Verschwenden wir zu viel Energie, geht es auf das Konto unserer Lebensenergie. Ist dieses geleert, erlischt das Leben. Es ist daher ratsam, mit seinen Ressourcen entsprechend gut umzugehen.

Chronischer Stress in den Wechseljahren

Während der Wechseljahre funktioniert alles ein wenig anders. Die Eierstöcke sind immer weniger aktiv und so übernehmen die Nebennieren einen Teil ihrer Arbeit. Gemeinsam mit unseren Fettpolstern produzieren sie geringe Mengen an Östrogen und Progesteron. Unser Körper ist so genial, dass er weiß, was zu tun ist und welche Anpassungen vorgenommen werden sollten. Doch leider pfuschen wir ihm immer wieder dazwischen.

Stehen wir permanent unter Stress, produzieren unsere Nebennieren die Stresshormone Adrenalin und Cortisol, anstatt die Sexualhormone Östrogen und Progesteron. Die Nebennieren können keine Sexualhormone erzeugen, wenn sie zur gleichen Zeit auch Stresshormone ausschütten sollen. Das kann gerade in den Wechseljahren fatale Folgen haben. Für unser emotionales Wohlbefinden und unsere Knochengesundheit sind diese essenziell!

Sobald wir Stress erfahren (egal ob im Job, mit dem Partner, durch Über-, aber auch Unterforderung, oder durch schlechte Ernährung), erzeugen unsere Nebennieren zu viel vom Stresshormon Cortisol. Die Stressfolgen kennen wir nur allzu gut: Depressionen, Gereiztheit, Gewichtszunahme, Hitzewallungen, Erschöpfung, Schlafprobleme etc.

Stress versus Progesteron und Östrogen

Solange wir noch nicht in den Wechseljahren sind, können wir mit Stress besser umgehen. Die Sexualhormone Progesteron und Östrogen helfen uns dabei, indem sie gegen die negativen Auswirkungen der Stresshormone wirken.

Das Dilemma beginnt, sobald Progesteron zu sinken beginnt, am Beginn der Wechseljahre. Jetzt kann Progesteron das Cortisol nicht mehr drosseln. Der Cortisolspiegel im Blut wird unglaublich hoch und wirkt sich wiederum hemmend auf das verbleibende Progesteron aus. Wenn dann auch noch Östrogen weniger wird, kann das Stresshormon Cortisol aus dem Gleichgewicht geraten.

Regelmäßiger Stressabbau unterstützt somit unseren Hormonhaushalt und gleicht die Stresshormone aus. Es gibt viele Möglichkeiten, Stress abzubauen. Dabei ist es wichtig, dass du genau deinen Weg findest, der dir gefällt und Freude bereitet. Ganz gleich, ob du meditierst, malst, tanzt, gärtnerst, atmest, Entspannungsübungen machst, spazierst oder läufst – was auch immer, es soll für dich stimmig sein! Ja und eines ist noch wichtig:

**WENN DU DIR DIE ZEIT DAFÜR NICHT NIMMST,
WIRD SIE DIR NIEMAND ANDERER GEBEN!**

Schlaf, Kindlein schlaf, der Vater hüt' die Schaf'...

Ach, wenn das doch nur so einfach wäre wie früher, als wir als Kinder immer, überall und in jeder Lebenslage schlafen konnten...

Fast jede Frau in den Wechseljahren kennt Symptome wie nicht einschlafen, nicht durchschlafen können, immer wieder aufwachen, Hitzewallungen, die den Schlaf unterbrechen, einen seichten Schlaf, einen Schlaf gestört von quälenden Verdauungsstörungen, Gliederschmerzen, Herzklopfen, Gedankenkreisen usw.

Diese beeinträchtigen die wichtigste Regenerationsphase des Körpers. Die Folgen daraus sind schlechte Laune, Konzentrationsschwäche, Müdigkeit, Depression.

Haben wir gut geschlafen, sieht die Welt doch gleich wieder viel besser aus!

Wenn wir also gut und ausreichend schlafen, erhalten wir uns gesund und fühlen uns wohl und ausgeglichen. Ein regenerativer, guter Schlaf hängt mit dem wichtigen Hormon Melatonin, bekannt als „Schlafhormon", zusammen. Es wird vorrangig nachts in der menschlichen Zirbeldrüse gebildet und sorgt dafür, dass der Organismus zur Ruhe kommt, dass wir müde werden und schlafen.

Melatonin setzt das entscheidende Signal, dass der Tag beendet ist und die abbauende und gleichzeitig regenerative Phase beginnen kann. Seine Ausschüttung unterliegt dem Hell-Dunkel-Rhythmus. Damit ist Melatonin nicht nur ein wichtiger Taktgeber unserer biologischen Uhr, sondern auch entscheidend für unsere Erholungsphasen.

Bei Dunkelheit fährt das Gehirn die Produktion des Hormons hoch. Die Melatonin-Ausschüttung beginnt und hat ihren Höhepunkt zwischen Mitternacht und 3 Uhr morgens.

ICH KÖNNTE SO EIN NETTER MENSCH SEIN, WÄRE ICH MAL AUSGESCHLAFEN...

Melatonin hat aber auch noch viele andere wichtige Aufgaben im Körper: Das Schlafhormon ist dafür verantwortlich, dass es den Biorhythmus unserer Fettzellen zum Laufen bringt. Sobald Melatonin ausgeschüttet wird, beginnen sich die Fettzellen zu teilen. Diese werden nachts abgebaut und ernähren damit unser Immunsystem. Vorausgesetzt, dass also rechtzeitig Melatonin zur Verfügung steht, wird der Stoffwechsel angeregt und beginnt mit der Fettverbrennung. Wir können in der Nacht bis zu 1,5 kg abnehmen.

Aber nicht nur unser Immunsystem wird unterstützt, der Energieverbrauch gesenkt, auch die Ausschüttung von Sexualhormonen wird beeinflusst und der Anteil der Stresshormone Adrenalin und Cortisol im Blut wird durch Melatonin vermindert. Die Herzfrequenz und der Blutdruck werden gesenkt und damit Herz-Kreislauf-Erkrankungen vorgebeugt.

Unser heutiger Lebenswandel trägt viel, leider sehr viel dazu bei, dem Schlafhormon Melatonin einen Strich durch die Rechnung zu machen:

- Blaues Licht vor dem Schlafen gehen (TV, Handy, iPad, Computer, E-Book...) suggeriert dem Gehirn: „Es ist taghell!" Somit besteht keine Notwendigkeit, Melatonin zu produzieren!
- Spät abends anstrengenden Sport zu treiben, fährt alle Körpersysteme hinauf, anstatt diese langsam herunter zu bringen.
- Späte Mahlzeiten sowie Alkohol am Abend belasten den Körper. Kohlenhydrate und Fruktose bringen Zucker in die Blutbahnen und pushen unser ganzes System.
- Koffein hemmt genau jenes körpereigene Enzym, das für die Produktion von Melatonin verantwortlich ist.
- Schlafengehen nach Mitternacht, wenn der Höhepunkt der Melatonin-Produktion vorbei ist, nimmt uns jede Chance, Fett zu verbrennen, unser Immunsystem zu aktivieren und zu regenerieren.
- Lärm und Lichtquellen im Schlafzimmer verscheuchen regelrecht Melatonin.
- Liegekomfort (falsche Polster, Decken, Temperatur) kann uns davon abhalten, in die Entspannung und Ruhe zu kommen.
- Sorgen, Stress, Gedankenkreisen lassen uns nicht abschalten, herunterkommen und entspannen.
- Schichtarbeit, Nachtdienste und/oder Zeitumstellungen bringen uns vollkommen durcheinander.

Die Folge ist, dass Melatonin nicht rechtzeitig zum Einsatz kommen kann und der gesamte Rhythmus unseres Körpers ins Wanken gerät:

- Wir sind müde und launisch.
- Der Stoffwechsel funktioniert nicht, wir nehmen zu.
- Das Immunsystem gerät aus der Balance, Entzündungen entstehen und wir werden krank.

- Aufgrund der fehlenden Tiefenatmung – während der Tiefschlafphasen – kommt zu wenig Sauerstoff in das System Körper. Die Organe sind unterversorgt.
- Das Nervensystem ist belastet.
- Die Muskulatur verspannt.
- Die Konzentration nimmt ab.
- Der Stresslevel steigt.
- Die Psyche gerät ins Ungleichgewicht. Depression, Burn-Out, etc. sind die Folgen.

Wie du deinen Körper auf eine gesunde Regenerationsphase vorbereiten bzw. die Melatoninausschüttung optimal unterstützen kannst:

#1 Das Wichtigste ist, dass du morgens, sobald es hell wird, gleich einmal den Kopf aus dem Fenster streckst oder überhaupt ins Freie gehst. Das sorgt dafür, dass sich das Melatonin aus deinem Blut zurückzieht und dein Körper das Signal bekommt: „Der Tag beginnt!"

Melatonin unterliegt dem 12/12-Rhythmus. Genau nach 12 Stunden klopft es wieder an und erinnert dich an die Ruhephase. Sinnvoll ist es, tagsüber immer wieder hinauszugehen, das Licht auf deine Zirbeldrüse, die sich im Kopf befindet, scheinen zu lassen. Dies hilft deinem Rhythmus und deinem Organismus, sich auf die verschiedenen Tages- und Lichtqualitäten einzustimmen. Nimm das Licht immer wieder mit deinen Augen wahr, indem du, falls du eine Brille hast, diese abnimmst oder auch einmal ohne Sonnenbrille unterwegs bist.

#2 Wenn es gar nicht ohne Medien (TV, Handy, iPad, Computer, E-Book...) geht, dann besorge dir eine Blaulichtfilterbrille. Das Auge ist ein wichtiger Sensor und teilt dem Gehirn mit, wie viel Licht zu sehen ist. Der Körper reagiert dementsprechend.

Das Blaulicht hemmt die Melatoninproduktion um ca. 90 %. Die Blaulichtfilterbrille filtert das Blaulicht, das für dein Gehirn so hell ist wie die Mittagssonne. Ein Filter verhindert, dass das Blaulicht ins Auge gelangt und sorgt dafür, dass dem Gehirn keine falschen Lichtmeldungen übermittelt werden. Die Brillengläser filtern die für die blaue Lichtstrahlung verantwortlichen Wellenlängen heraus.

#3 Jetzt sind Entspannungsübungen, Meditationen oder Phantasiereisen angesagt, statt anstrengende Bewegung. Sie helfen dir, deinen Organismus herunterzufahren, während dich körperliche Belastung aktivieren würde. 3-6 Stunden vor dem Schlafen wirkt sich Sport eher kontraproduktiv aus.

#4 Besonders wichtig ist die Ernährung! Achte darauf, dass du 3-4 Stunden vor dem Schlafengehen nichts mehr isst, vor allem keine Kohlenhydrate, keinen Alkohol, keinen Kaffee. Energie würde damit in deinen Organismus kommen, die zwar anfangs müde macht, aber trotzdem am Ein- und Durchschlafen hindert.

#5 Die Abendgestaltung wirkt sich entscheidend auf deine Ruhe aus. Achte darauf, dass du aufreibende Gespräche vertagst, Sorgen und Zweifel schlafen legst, Stress abbaust. Ein entspannendes, warmes Bad, ein gutes Buch, Aromaöle, Entspannungsübungen, Bachblüten, Autogenes Training, Meditationen usw. schalten das ewig rotierende Hamsterrad und die To-Do-Listen aus.

#6 Wenn du dann soweit bist und dich schlafen legst, verlängert ein stark verdunkelter Schlafraum den Zeitraum der Melatonin Herstellung von ganz alleine. Vor allem in den Sommermonaten kann die Schlafdauer bedeutend beeinflusst werden. Jegliche Lichtquelle auszuschalten ist von Vorteil. Notfalls kannst du eine Schlafbrille tragen. Achte auf eine gute Matratze, ein kuscheliges Polster und die optimale Decke, die deine Hitzewallungen nicht verstärken. Sorge für genügend Frischluft!

#7 Nächtliche Schweißausbrüche bleiben uns meist nicht erspart. Diese basieren auf den Hormonschwankungen. Ein unausgewogener Östrogenspiegel wirkt eher wie ein Aufputschmittel, während Progesteron beruhigend auf unser Nervensystem wirkt. Eine einfache Creme mit Progesteron, Akupunktur oder pflanzliche Heilmittel schaffen hier Abhilfe.

#8 Beruhigende Öle, wie Lavendel oder Wild Orange im Diffuser helfen beim Einschlafen.

Und dann bleibt noch die Frage: „Wie viel Schlaf ist ausreichend?"

Überlege mal, wann du dich am Wohlsten, am Ausgeruhtesten und am Glücklichsten gefühlt hast. Wann bist du da zu Bett gegangen und wann bist du aufgewacht? Finde deine biologische Uhr und deinen Rhythmus heraus.

Jeder Mensch ist anders. Generell finden Frauen in den Wechseljahren heraus, dass sie viel mehr Schlaf benötigen als die Jahre davor. Dies ist der Weg des Körpers, sich die Erholung zu verschaffen, die er für diese Wandlungsphase braucht. Wir dürfen also lernen, unsere Bedürfnisse wahrzunehmen, zu respektieren und umzusetzen.

Gratis Sauna gewünscht?

Es ist kalt – es wird heiß – wir sind heiß – eine verrückte Zeit!

Hitzewellen und Schweißausbrüche begleiten uns nicht nur durch den Tag, sondern auch durch die Nächte. Und sie kommen immer dann, wenn frau sie am wenigsten brauchen kann.

Kaum klitschnass geschwitzt, beginnen wir schon wieder zu frieren. Auch das haben wir dem Hormonmix der Wechseljahre zu verdanken. Sobald die Produktion des Gelbkörperhormons nachlässt, löst dieser Entzug gemeinsam mit dem sinkenden Östrogenspiegel bei vielen Frauen Hitzewallungen aus.

Östrogene sind ein wichtiger Faktor bei der Regulierung unseres Wärmehaushalts im Zwischenhirn. Durch den Rückgang dieser ist die Steuerung im Zwischenhirn ziemlich in Mitleidenschaft gezogen.

Schwitzattacken entstehen, wenn dem Zwischenhirn vorgegaukelt wird, es sei zu warm. Daraufhin weiten sich die Blutgefäße und die Schweißproduktion wird angeregt. Wir beginnen vom Kopf her zu schwitzen und der entstehende Schweiß kühlt unsere Haut (Verdunstungskälte).

Aber auch äußere Faktoren tragen entscheidend zum Entstehen dieser Gratis-Sauna bei: Sorgen, Ängste, Spannungszustände, schlechte Ernährung – wie zu viel Zucker, einfache Kohlenhydrate, Kaffee, Alkohol – zu wenig Bewegung und rauchen.

Es scheint, als würde sich unser Körper, ohne uns zu fragen, zu einem gesünderen Leben entscheiden. Jeden noch so kleinen Ausrutscher unsererseits maßregelt er mit einer Schweißflut. Oft sind es gerade die einfachen Hausmittel, die hier Abhilfe bzw. Verbesserung schaffen. Doch die Natur braucht ihre Zeit und so kann die Wirkung oft erst nach geraumer Zeit eintreten (3-4 Wochen).

SELBST IN DEN WECHSELJAHREN SIND WIR NOCH IMMER „HEISS"! 16 Tipps für die inneren und äußeren Hitzewellen – Was kann helfen?

1 Pfefferminzöl

Pfefferminzöl wirkt kühlend. Ein Sprühfläschchen mit Wasser und ein paar Tropfen gutem Pfefferminzöl kühlen dich auf der Stelle und jederzeit. Auch im Trinkwasser, gemeinsam mit einem Tropfen Lemon und Minzeblättchen, ist es eine willkommene Abkühlung.

Achtung: kalte Getränke kühlen nicht unbedingt!

2 Salbeitee

Trinke große Mengen dünnen Salbeitee. Salbei wirkt schweißhemmenden und wird mit gutem Erfolg in der Volksmedizin eingesetzt.

3 Regelmäßige Besuche in der Sauna

Das klingt vielleicht komisch, ist aber sehr hilfreich! Regelmäßige Hitzeanwendungen können Hitzewallungen und weiteren Beschwerden in den Wechseljahren entgegenwirken.

4 Silberkerze

Silberkerze reduziert Hitzewallungen um 50 %. Es ist jene Pflanze mit östrogenartiger Wirkung, die in den Wechseljahren am meisten gebraucht wird.

5 Mönchspfeffer

Mönchspfeffer enthält „pflanzliche Hormone", sogenannte Phytohormone, welche die Östrogenproduktion anregen. Schon Hippokrates hat diese Heilpflanze in den Wechseljahren bei Menstruationsbeschwerden, Hitzewallungen, Reizbarkeit und Schlafstörungen empfohlen.

6 Yamswurzel

Sie ist eine tropische und subtropische Pflanze. Die Wurzel enthält Diosgenin und wirkt sich harmonisierend auf den Hormonhaushalt aus. Es ist dem körpereigenen Progesteron sehr ähnlich, dessen Produktion durch die Einnahme wieder angeregt werden soll. In Kapselform werden die Inhaltsstoffe über die Leber bzw. den Dünndarm verstoffwechselt.

7 Natürliches Progesteron in Cremeform

Die Wirkstoffe der Yamswurzel werden als Creme überall dort aufgetragen, wo die Haut dünner ist. Der Vorteil der Creme ist, dass die Inhaltstoffe weitaus besser aufgenommen werden können. (Siehe dazu Kapitel „...und wenn gar nichts mehr hilft")

 # 8 Frauenmantel

Schon Hildegard von Bingen hat diese Heilpflanze als Hausmittel bei Wechseljahresbeschwerden verordnet. Zur inneren Anwendung als Tee wirkt der Frauenmantel regulierend auf den weiblichen Hormonspiegel, adstringierend, entzündungshemmend und antiseptisch.

 # 9 Rotklee

Rotklee enthält Isoflavone. Sie gehören zu den Phytoöstrogenen und sind schwach östrogenwirksam. Rotkleeblüten wurden schon immer in der Volksmedizin verwendet, zur Behandlung und Vorbeugung von Wechseljahresbeschwerden. Als Tee sind Rotkleeblüten eine wirkungsvolle Ergänzung.

 # 10 viel Trinken

Nimm dir ein Beispiel an den südlichen Ländern. Hier wird eher Tee als eiskalte Getränke getrunken. Achte auf jeden Fall darauf, genügend zu trinken, da wir ja durch das Schwitzen vermehrt Wasser verlieren.

 # 11 Soja

Soja beinhaltet Inhaltsstoffe die den Östrogenen ähneln. Es wird vermutet, dass Soja gegen die lästigen Beschwerden der Wechseljahre wirkt, da Asiatinnen wesentlich seltener an den Auswirkungen der Wechseljahre leiden.

 # 12 Ernährung

Verzichte auf Zucker und raffinierte Kohlenhydrate (Fruchtsäfte, Kuchen, Kekse, Süßigkeiten, Weißbrot). Auch Alkohol wie Wein, Bier, aber auch Kaffee und Zigaretten lösen Hitzewallungen aus.

Wähle stattdessen Gemüse, Sojaprodukte, Salate, leichte Kost.

Durch das Schwitzen gerät der Organismus in ein ordentliches Durcheinander. Auch Gemüsesuppen gleichen den Mineralienhaushalt aus.

 # 13 Meditation und Entspannung

Meditation senkt die Stresshormone. Studien zeigen, dass Meditation Hitzewallungen bei 90 % aller Frauen verringert. Versuche es doch ganz einfach mit der tiefen, entspannten Bauchatmung (atme auf 6 ein, sodass sich dein Bauch dabei hebt, und atme auf 8 wieder aus).

14 Moderate Bewegung

Viele „Minitrainings" sind besser und gesünder als sich auszupowern! Es ist besser, sich täglich moderat zu bewegen, als sich 1-2 Mal die Woche zu verausgaben.

15 Eissocken aus dem Gefrierfach oder ein kühler Thermophor

Funktioniere deine Socken oder die Wärmeflasche zum Kältebeutel um ... herrlich!

16 Und last but not least

Ein Klassiker der immer Saison hat: der Fächer! Alt aber gut! Es gibt ihn in verschiedenen Ausführungen, ganz nach deiner Laune! Und vielleicht hält er ja noch Erinnerungen an den letzten Urlaub für dich bereit.

Ich bin nicht launisch, nur manchmal emotional spontan!

Der ganze Hormoncocktail der sich in uns zusammenbraut, die körperlichen Veränderungen, der Verstand, der sich nicht mehr auskennt, gepaart von Ängsten, Sorgen und Irritationen, können zu Stimmungsschwankungen bis hin zu Depressionen und Panikattacken führen. Hier helfen nur die Erkenntnis und das Anerkennen, was gerade hinter den Kulissen abgeht.

Sich Sorgen machen, grübeln, gestresst oder genervt sein, bringt die Stresshormone Adrenalin und Noradrenalin zum Einsatz. Ähnlich wie in Ursteinzeiten machen sie uns bereit für Angriff oder Flucht, um unser Leben rechtzeitig in Sicherheit zu bringen. Der Blutdruck geht hoch, Schweißausbrüche stehen an der Tagesordnung, der Schlaf, die Verdauung, der Stoffwechsel sind gestört. Wir funktionieren nur mehr.

Doch der Hormonspiegel verändert sich unser ganzes Leben hindurch rhythmisch. Ohne Hormone gäbe es keine Pubertät, keine Entwicklung zu Mann oder Frau, keine Schwangerschaft, keine Wechseljahre...

Und so wie wir mit Ups und Downs durch die Pubertät gegangen sind, dürfen wir jetzt auch durch die Wechseljahre gehen.

- Es ist beruhigend zu wissen, dass der Hormoncocktail irgendwann vorbei ist und sich dann wieder normalisiert.
- In der Zwischenzeit geht es darum, den neuen Lebensabschnitt anzunehmen, sich selbst wieder zu finden und sich neu auszurichten. Wichtig dabei sind die offene Kommunikation und das Verständnis des Umfelds.
- Bewegung jeglicher Art lässt die Glückshormone steigen und baut die Stresshormone ab. Auch Sauna, Dampfbad oder Wechselduschen trainieren den Kreislauf.
- Zuvor besprochene natürliche Hilfsmittel helfen über die schlimmste Zeit der Hitzewallungen, unruhigen Schlaf & Co hinweg.
- Das Nervensystem ist unterstützt, wenn wir Techniken anwenden, die uns helfen, unser System herunterzufahren und gelassener zu werden: Meditation, Atmung, Reflektion, Aufgeben des Perfektionismus usw.
- Und vor allem dürfen wir erkennen, dass jetzt unsere Zeit gekommen ist. Bis dato standen wir unseren Lieben (Familie, Freunden, Kollegen etc.) mit Rat und Tat zur Seite. Meist sind die Kinder groß, selbstständig bzw. bereits außer Haus. Die Partnerschaft ist oft abgelebt. Jetzt ist der Zeitpunkt, diese neu zu beleben oder sich neu auszurichten, zu überlegen: „Was will ich?" „Wo soll es hingehen?", „Wen nehme ich auf meiner Reise mit?" „Wovon habe ich schon immer geträumt?" „Was macht mir Freude?" „Was/wen will ich loslassen?" ...[1]
- Und dann: in die Umsetzung gehen!

Je früher wir uns in neue Abenteuer stürzen, umso früher finden wir den Weg aus der Depression. Dabei sollten wir uns von Hoffnung, Liebe und Dankbarkeit begleiten lassen. Denn nur wenn wir „wir selbst werden", unsere Einzigartigkeit leben, authentisch sind und voller Vertrauen voranschreiten, durchleben wir eine der besten Zeiten unseres Lebens.

Ein Netzwerk aus einfühlsamen Menschen, Partnern, FreundInnen, Therapeuten, Ärzten, die ab und an, wenn es nötig ist, da sind, kann niemals schaden.

Die Hypophyse hat einen wichtigen Stellenwert im Sein der Frau. Hier werden die Hormone erzeugt, welche zum einen die Follikel stimulieren,

1 www.meine-wechseljahre.com/freebies-fuer-dich-die-neue-rolle-finden/

um zur Reifung zu gelangen, und zum anderen den Eisprung auslösen. Die Hypophyse gehört zum limbischen System, das unseren Gefühlshaushalt, unsere Emotionen regelt. Außerdem ist es für die Ausschüttung von Glückshormonen verantwortlich. So ist es offensichtlich, dass Hormonschwankungen diesen sensiblen Teil unseres Körpers maßgeblich beeinflussen und schwankende Gefühle, Gereiztheit, Stimmungstief ohne erkennbare Ursachen, sexuelle Unlust usw. entstehen.

Gott sei Dank hat uns „Mutter Natur“ auch hier wieder einige wertvolle Begleiter an die Hand gegeben:

HEILPFLANZEN FÜR DIE SEELE

- Johanniskraut: als Tee oder Fertigpräparat (Achtung Nebenwirkungen bei Fertipräparaten wegen Lichtempfindlichkeit)
- Melisse: Gelassenheitspflanze bei Nervosität und Unruhe, Ängsten
- Baldrian: auch schlaffördernd, aber vor allem nervenstärkende, abschirmende Wirkung (bei Reizüberflutung)
- Hopfen: Lust und Fruchtbarkeit fördernden, entspannenden Effekt (wirkt auf Männer lustdämpfend – ein Grund, warum in Klöstern Bier gebraut wurde)
- Passionsblume: nervöse Unruhe, depressive Verstimmung, nervöse Herzbeschwerden, auch bei Kopfschmerzen und Menstruationsbeschwerden
- Kava-Kava: Wurzel des Rauschpfeffers (Inseln im Pazifik): euphorisierende Wirkung, starke phytotherapeutische Angstlöserin
- MACA: schon die Inkas nutzten diese Pflanze zur Energiesteigerung. Sie macht gelassener und stressresistenter mit guter Stimmung.

DÜFTE FÜR DIE SEELE, die stimmungsaufhellend sind:

- Zitrusdüfte: Bergamotte, Orange, Bitterorange, Mandarine, Zitrone, Limette, Grapefruit.
- Neroli, Melisse und Rose sind sehr intensiv – geringe Dosierung
- Auch Rosengeranie, Rosenholz, Palmarosa

Anwendung im Diffuser oder mit einem Trägeröl direkt auf die Haut. Achtung: Zitrusöle sind phototoxisch, d.h. direkte Sonneneinstrahlung meiden. Daher am besten über die Fußsohlen oder die Handgelenke aufnehmen. Empfehlenswert ist es, einen kleinen Roll-On herzustellen.

Mein Lieblingsplatz ist in deinen Armen – Sexualität

So wie die Wechseljahre sich für jede Frau anders zeigen, so ist es auch bei der Sexualität. Bei manchen steigt die Lust ins Unglaubliche, bei manchen macht sie schlapp. Das veränderte Lustempfinden in den Wechseljahren hängt im Großen und Ganzen mit der Hormonumstellung zusammen, mit dem sog. Östrogenmangel. Das Schleimhauthormon Estriol, das ein Östrogen ist, hält alle unsere Schleimhäute feucht, die vaginale Schleimhaut genauso wie die Schleimhäute in Augen, Nase, Blase, Darm etc. Wird die Schleimhaut nicht mehr gut durchfeuchtet und versorgt, trocknet sie aus. Kleine Verletzungen und Risse können entstehen und somit unangenehme Schmerzen bei der sexuellen Vereinigung. Da ist es ganz klar, dass dein Hirn das Verlangen nach Sex einstellt, um dich zu schützen.

Unser gesamter Hormonmix verschiebt sich hin zu mehr Testosteron, dem männlichen Geschlechtshormon. Das heißt, wir werden männlicher, belastbarer, durchsetzungsfähiger. Gleichzeitig wachsen uns Kinn- und Lippenhaare. Oh ja, auch das ist so ein Ding der Wechseljahre...

Während dieser ganzen Umstellung spüren wir keine große Lust für neckische Spielchen. Die Zeit der Quickies ist möglicherweise vorbei. Stattdessen ist uns eher nach küssen, kuscheln und streicheln, berührt werden am ganzen Körper, nach sinnlichem Beisammensein.

Diese neuen Bedürfnisse stellen eine Partnerschaft oft auf harte Proben! Gebt eurem Partner Signale, was ihr mögt und was eher schmerzhaft ist. Die Zeit, um auf Touren zu kommen, dauert jetzt auch länger. Ein bisschen Gleitgel nimmt hier den Druck raus.

Nehmt euch Zeit, das Gel aufzutragen, es verlängert die zweisamen Momente. Es geht ja nicht nur um den Orgasmus!

Haben wir keine Lust auf Sex, können wir uns auf Zärtlichkeiten einlassen, um dann vielleicht zu erleben, dass doch etwas ganz anderes geschieht.

Aber auch bei Männern kommt einiges in die Veränderung. Bereits ab dem 30. Lebensjahr geht die Testosteronproduktion zugunsten des Östrogens zurück. Das heißt, während wir durchsetzungsfähiger und belastbarer werden, werden Männer weicher, zärtlicher, gemütlicher und geruhsamer.

Die Natur hat dies schon gut geregelt. Wenn kein Kindersegen mehr erwünscht ist, das Thema meist mit 45 Jahren abgeschlossen ist, stellt sich nicht nur der weibliche Körper dahingehend um, sondern auch der männliche Körper fährt die Spermienproduktion zurück.

Also genießen wir doch das Beisammensein in gegenseitiger Toleranz. Lassen wir uns inspirieren von schöner Wäsche, Düften, Musik, Dildos, Lustkugeln, Massageöl, Vibratoren usw.

Ist die Menopause einmal vorbei, gehören die Regelblutungen der Vergangenheit an. Dann können wir endlich nach Lust und Laune die Zweisamkeit genießen.

Hilfreiche Mittel sind:

- Gleitgel
- Lokale sanfte Phytoöstrogene (Rotklee, Granatapfel)
- Kräuter als Aphrodisiakum in Form von Tees und Tinkturen (Frauenkraut, Brennesselsamen, Johanniskraut, Beifuß uvm.)
- Aromaöle, wie Rose, Patchouli, Sandelholz (mögen auch Männer)
- Bioidente Hormone (siehe Kapitel „...und wenn gar nichts mehr hilft")

Die vaginale Atrophie, Scheidentrockenheit, entsteht durch Östrogenmangel. Zuerst kommt es zu einer Ausdünnung der Schleimhaut am vaginalen Eingang, auf der Seite des Damms.

Jede Frau spürte es, wenn es zum Thema wird. Es brennt, juckt und schmerzt beim Sex. Die Trockenheit kann nicht mehr verleugnet werden. Es kommt zu kleinen Einrissen und macht die geschlechtliche Vereinigung zum Alptraum. Die Haut wird mit den Jahren immer dünner und empfindlicher. Die Elastizität lässt zu wünschen über und auch der Damm wird immer weniger nachgiebig. Die Haut brennt bei der Berührung, oft schon beim Gang zur Toilette. Viele Frauen haben Schmerzen beim Tragen von Stringtangas, engen Hosen und bei längerem Sitzen. Eine einfache Östriolsalbe aus der Apotheke wirkt schnell und bringt schon nach wenigen Anwendungen Besserung.

Abends, mit einer traubenförmigen Menge an Creme den Eingang, den Damm, die Harnröhre und die kleinen Schamlippen eincremen. Wenn etwas überbleibt gerne auch auf die Klitoris und die großen Schamlippen verteilen.

(Geheimtipp: Östriolcreme unter den Augen um Falten vorzubeugen oder diese zu straffen, scheint Wunder zu wirken!)

In sehr hartnäckigen Fällen können Östrogenzäpfchen abends eingeführt werden.

...und wenn gar nichts mehr hilft

Bioidente Hormone

Lange Zeit war ich vollkommen dagegen und wollte nichts davon wissen. Mit jeder Faser hat sich mein Körper dagegen gewehrt. Zu unerforscht, nur schlechte Erfahrungen, Krebsauslöser etc. waren meine Vorurteile (alte Studien über die Gefahren der Hormontherapie, bei denen Pferdeöstrogen und künstliche Gestagene eingesetzt wurden und keine bioidenten Hormone). Außerdem durfte ich feststellen, dass jene Ansprechpersonen, von denen ich mir dazu Hilfe, Unterstützung oder Beratung erwartet hätte (nämlich die GynäkologInnen), die Falschen in Bezug auf dieses Thema waren. Wie erstaunlich!

Erst mit der Zeit habe ich herausgefunden, dass AllgemeinmedizinerInnen, die dafür Kompetentesten sind. Bei meiner jährlichen Gesundenuntersuchung fragte mich meine Hausärztin mehrmals, ob ich nicht bioidente Hormone nehmen wolle, um mir das Leben dadurch zu erleichtern. Jedes Mal wieder lehnte ich ab und blieb lieber bei meinen Vorurteilen.

Doch als gar nichts mehr ging und auch die Naturheilkunde meinen Schlaf und meine Muskelschmerzen nicht verbesserte, begann ich zu recherchieren und habe mich schlussendlich doch zur Anwendung von bioidenten Hormonen entschlossen. UND heute bin ich froh darüber!

Es war die richtige Entscheidung, zumindest übergangsweise!

Heute weiß ich, dass bioidente Hormone vollkommen denen, die unser Körper von Geburt an selbst produziert, entsprechen. Es gibt mittlerweile so viele Studien, von denen man nun auch weiß, dass sie weder das Risiko für Brustkrebs noch für Gebärmutterkrebs erhöhen. Viele davon weisen sogar nach, dass bioidentes Progesteron kein Krebsrisiko darstellt.

Frauen, bei denen Brustkrebs in der Familie ein Thema ist, sowie Frauen mit Venenleiden und/oder Herz-Kreislauf-Erkrankungen gehören jedoch zur Risikogruppe und sollten davon Abstand nehmen.

Grundsätzlich wird aus dem Rohstoff Yamswurzel das Hormone Progesteron und aus Isoflavonen, auch als Sojabohne bekannt, Östradiol und Östriol, genauso identisch wie der Körper das macht, nachgebaut – so, wie bei Zuckerkranken oder Menschen mit Schilddrüsenbeschwerden Insulin für die Bauchspeicheldrüse oder Thyroxin für die Schilddrüse bioident nachgebaut und den Bedürftigen seit Jahren mit gutem Erfolg verabreicht wird.

Wichtig dabei zu erwähnen ist, dass diese sogenannten Hormone NICHT rein pflanzlich sind.

- ► Fertigpräparate enthalten vollsynthetische, aber bioidente Hormone.
- ► „Teil"synthetische Hormone pflanzlichen Ursprungs sind nur in Mitteln enthalten, die von Apotheken eigens hergestellt werden!

Östradiol und Progesteron, wenn noch eine Gebärmutter vorhanden ist, sollten IMMER gemeinsam verschrieben werden. Ob du die Hormone als Gel oder in Tablettenform verabreicht bekommst, entscheiden dein Leber- und dein Cholesterinwert.

Auch unter der Beachtung des vorigen Absatzes, suche dir bitte eine richtig gute ärztliche Betreuung. Hier ist mehr als nur Fachwissen gefragt! Es sind sogar detektivische Eigenschaften von Vorteil, damit du bei der Dosierung fachmännisch beraten wirst. Ich bin meiner Ärztin sehr dankbar, dass sie die Dosis meinem körperlichen Zustand anpasst und alles direkt in der Apotheke, eigens für mich, zubereiten lässt.

Progesteron ist als Fertigpräparat in Form von Gel und Kapseln erhältlich. Individualisierte Rezepte bzw. homöopathische Zubereitungen erfolgen als Creme mit Pumpspender oder Globuli.

Da der Abbauweg von Östradiol über die Leber erfolgt, wird von Experten eine Aufnahme in Cremeform empfohlen. Eine individualisierte Rezeptur in Kapselform, mikronisiert in Olivenöl, bietet eine teilweise Umgehung des Leberkreislaufes. Die Creme hat jedoch den Vorteil, dass sie sich gut dosieren lässt, je nachdem, wie stressig es im Leben gerade ist. Darüber hinaus ist die Verwendung einer biologischen Basiscreme, mit geringen Zusatzstoffen gewährleistet.

Natürliches Östriol, das Schleimhautöstrogen, sollte dann zur Anwendung gelangen, wenn vaginale Trockenheit zum Leidthema wird, jedoch nicht bei Brustkrebs bzw. einem Risiko für Thrombose, Embolien und Leber-Galle-Erkrankungen.

Auch dieses Hormon gibt es wieder als Fertigpräparat, als individualisierte bzw. homöopathische Creme.

Die Anwendung kann sogar unregelmäßig erfolgen, je nach Bedarf. Auch hier gilt wieder, so wenig wie möglich, jedoch sollte ein lebendiges, beschwerdefreies Liebesleben möglich sein.

Bei trockenen Augen ist das Auftragen in der Ellenbeuge empfohlen. Wie lange diese Mittel genommen werden sollten?

„So kurz wie möglich und so lange wie nötig!"

Ich möchte zum einen zu bedenken geben, dass es noch keine Langzeitstudien gibt; zum anderen, dass mit der Gabe von Östrogenen, dem Fürsorglichkeitshormon, die Rolle der Frau als „Versorgerin" verstärkt und damit gleichzeitig auch der Übergang in einen neuen Lebensabschnitt verzögert wird.

Sind alle pflanzlichen Möglichkeiten ausgeschöpft und zeigen sie keine bzw. zu geringe Wirkung, können wir uns glücklich schätzen, auf diese medizinische Möglichkeit „kurzzeitig" ausweichen zu können.

Eine Hormonstatusbestimmung über das Blut ist zweimal jährlich äußerst empfehlenswert.

Kleines Hormonlexikon

Die wichtigsten Hormone der Wechseljahre im Überblick

Hormone sind die Divas, die Sternchen, die Stars in unserem Körper. Im Normalfall spielen sie zusammen wie in einer wundervollen Inszenierung. Eines ist auf das andere abgestimmt und jedes hat seine ganz spezielle Aufgabe. Doch wenn diese Inszenierung neu überdacht wird, überarbeitet und neugestaltet wird, dann kann schon mal so einiges durcheinanderkommen, bis jedes Sternchen wieder seinen Platz findet und seiner neuen Aufgabe nachgeht.

PROGESTERON – das Wohlfühlhormon

Es wird auch Entspannungshormon genannt. Progesteron ist das erste Hormon, das sich zu verabschieden beginnt. Auch wenn du deine Tage noch hast, kann Progesteron bereits ins Tiefgeschoss abstürzen. Prof. Huber, Experte der Frauenmedizin und Hormonkosmetik, bezeichnet Progesteron auch als „Psychopharmaka-Hormon des weiblichen Körpers“. Sehr oft reicht der Blick auf den Progesteronspiegel aus und man kann sich sparen, ein Antidepressivum zu schlucken oder den Eheberater zu konsultieren.

Die Aufgaben von Progesteron:

- Es verjüngt das Bindegewebe.
- Es belebt und entspannt.
- Es wirkt günstig auf die Libido.
- Es wirkt beruhigend auf das Gehirn.
- Es reduziert Stimmungsschwankungen.
- Es wirkt Haarausfall und
- einer Gewichtszunahme entgegen.

ÖSTROGEN – das Fürsorglichkeitshormon

Es ist DAS Weiblichkeitshormon und das nächste, das sich gemeinsam mit Progesteron zu verabschieden beginnt. Zwar nicht in dem Tempo wie Progesteron, aber es wird auch merklich weniger.

Die Aufgaben von Östrogen:

- Es lässt Geschlechtsorgane wachsen.
- Es baut die Schleimhäute auf.
- Es schützt die Blutgefäße.
- Es bildet Kollagen in der Haut.
- Es glättet den Teint.
- Es stärkt das Immunsystem.
- Es bringt Emotionen in Balance.
- Es ist ein natürlicher Sattmacher.
- Es beeinflusst unseren Wärme- und Kältehaushalt

Produziert wird Östrogen in:

- den Eierstöcken, solange sie fortpflanzungsfähig sind
- den Nebennieren
- dem Bauch-Fettgewebe
- den Brustdrüsen (hier nur sehr wenig)

Östrogenschwankungen können:

- Hitzewallungen
- Gewichtszunahme
- Schlafstörungen
- Blasenprobleme
- Herzrhythmusstörungen

auslösen.

Die 3 wichtigsten Hormone der Östrogen-Gruppe sind Östradiol, Östriol und Östron:

Östradiol macht 80 % des Östrogen-Haushalts aus. Es ist das Hormon, das unsere Fruchtbarkeit bestimmt. Wir brauchen es für unser Knochenwachstum und für den Aufbau der Gebärmutterschleimhaut. Es fördert die Fetteinlagerung an den für die weibliche Figur typischen Stellen.

Östriol und **Östron** sind weniger effektiv. Sie machen je 10 % des Östrogen-Haushalts aus.

Östriol ist hauptsächlich in der Schwangerschaft von Bedeutung. Es ist vorrangig für die Feuchtigkeit und Gesundheit aller Schleimhäute verantwortlich sowie für eine gesunde Funktion der Blase.

Östron kann in Östradiol umgewandelt werden und stellt daher eine Speicherform des Östradiols dar. Sobald nach der Menopause die Produktion von Östradiol durch die Eierstöcke entfällt, kann dieses eingeschränkt durch Östron gebildet werden. So erhöht sich der Östronanteil in der Postmenopause.

ANDROGENE

Androgene sind Hormone die, neben Progesteron und Östrogen, ebenso in den Eierstöcken gebildet werden. Sie sind verantwortlich für die Entstehung und Entwicklung der männlichen Geschlechtsmerkmale. Dazu gehören Testosteron, DHEA und Androstendion.

TESTOSTERON – das Männlichkeitshormon

Genauso wie Männer auch das Weiblichkeitshormon Östrogen in sich tragen, sind auch wir Frauen mit dem Männlichkeitshormon ausgestattet. Während Progesteron und Östrogen in den Wechseljahren zunehmend weniger werden, wird Testosteron weiterhin gebildet. Testosteron sorgt für Power und für Spaß, vor allem am Sex. Doch das Männlichkeitshormon macht uns auch männlicher, durchsetzungsfähiger, härter in den Diskussionen. Unglücklicherweise ist es aber auch für den plötzlichen „Damenbart" und für eine neue Fettumverteilung an unserem Körper verantwortlich. Dieses lagert sich jetzt lieber um unseren Bauch herum ab.

Der Testosteronüberschuss, der sich in den Wechseljahren zwangsweise durch das sinkende Östrogen und Progesteron ergibt, kann folgendes mit sich bringen:

- ► Depressionen
- ► Stimmungsschwankungen
- ► Angstzustände
- ► Gewichtszunahme

DHEA – die Mutter der Hormone

Gerne wird es auch als Anti-Aging- oder Wunderhormon bezeichnet. Gebildet wird es hauptsächlich aus Cholesterin. Es ist ein sehr wichtiger Stabilisator und Regulator aller anderen Hormone. Speziell dann, wenn es stressig wird und gleichzeitig das Immunsystem entsprechend gefordert ist, wie in den Wechseljahren, ist DHEA regelrecht im Höchsteinsatz.

Krass ausgedrückt: Es geht im Endeffekt um Genesen oder Sterben. DHEA stabilisiert das Immunsystem sowie alle zellerhaltenden Prozesse.

Es wirkt sich regulierend aus auf:

- Hormonsystem
- Immunsystem
- Gefäße
- Gehirn und Zentralnervensystem
- Knochen
- Muskel-Fett-Verhältnis
- Haut

Stress ist der Killer Nr. 1 für DHEA. Daher ist es gerade in den Wechseljahren wirklich unumgänglich, diesen zu vermeiden und sich Strategien zuzulegen, um mit belastenden Situationen besser zurechtzukommen. Sport baut Stress ab und veranlasst DHEA, mehr Testosteron zu erzeugen, was wiederum fit und widerstandsfähig macht.

Auch Alkohol, Rauchen und Ernährung spielen hier eine große Rolle! Bei zu viel Alkoholgenuss wandelt sich DHEA in Östrogen um und begünstigt wiederum den Fettaufbau.

MELATONIN – das Schlafhormon

Die Produktion von Melatonin nimmt im Alter mehr und mehr ab. Schlafstörungen sind gerade in den Wechseljahren an der Tages- bzw. Nachtordnung (siehe dazu Kapitel „Schlaf, Kindlein schlaf, der Vater hüt' die Schaf'…").

VITAMIN D – das Sonnenhormon

Es entsteht ebenso aus Cholesterin und ist ein ganz besonders wichtiger Faktor für die Hormon- und Gesamtgesundheit unseres Körpers. Aufgrund seiner Aufgaben, seiner Wandlung und seiner Synthese im Körper wird es zu einem Hormon. Zusammen mit Kalzium wirkt es sich eklatant auf den Knochenstoffwechsel aus. Bedingt durch die Hormonumstellung während der Wechseljahre kommt es bei den meisten Frauen zu einem Mangel an Vitamin D.

Ein ausgewogener Vitamin D-Wert schenkt uns:

- ► Wachheit
- ► Freude
- ► Leistungsfähigkeit
- ► ein gutes Immunsystem
- ► Bildung von Sexualhormonen

CORTISOL – das Stresshormon

Die Steuerung dieses Hormons geht vom ältesten Teil unseres Gehirns aus, dem Reptiliengehirn. Jeglicher Stress, jegliche Gefahr für unser Leben lässt dieses Cortisol produzieren.

Dauerstress, finanzieller Druck, Probleme und Sorgen, aber auch Unterforderung und Gelangweilt-Sein vom Leben, fallen da hinein. Auch die typischen Wechseljahresumstellungen lösen Stress aus. Zuerst steigt der Adrenalinwert im Blut. Sobald dieser abfällt, kommt Cortisol zum Einsatz, was wiederum den Blutzuckerspiegel anhebt, um Power zur Stressbewältigung vorrätig zu haben. Der Heißhunger steigt, die Kilos steigen an! Auch Haarausfall und Konzentrationsschwäche sind Folgen eines zu hohen Cortisolwertes.

Hat sich einmal der Stress und somit die Cortisolausschüttung verselbstständigt, können wir nicht mehr regulierend eingreifen. Daher ist es wirklich wichtig, rechtzeitig gegenzusteuern und Maßnahmen gegen Hetze, übermäßigen Stress und „Hamsterrad“ zu ergreifen.

Abschließend sei noch hinzugefügt, wie Vera F. Birkenbihl so schön sagt:

„FREUDENHORMONE FRESSEN KAMPFHORMONE AUF!“

Die beliebtesten Wild- und Naturkräuter für unsere Wechseljahre

Viele heimische Wildpflanzen wirken gerade bei Wechseljahresbeschwerden exzellent. Schon unsere Großmütter und Urgroßmütter haben sich derer bedient. Und vielleicht hat es diese großartige Wirkung der Kräuter ausgemacht, dass es deshalb kaum Erzählungen gibt, wie unsere Vorfahrinnen ihre Wechseljahre durchlebt haben.

Ein fernöstliches Sprichwort sagt:

„WENN DER WIND DER VERÄNDERUNG WEHT, BAUEN DIE EINEN MAUERN UND DIE ANDEREN WINDMÜHLEN."

Windmühlen bieten die Chance zur Veränderung, zur Neuausrichtung. Und so wie ich mein Heim errichte, meinen Garten gestalte, so kann ich auch mein persönliches Umfeld meinen veränderten Bedürfnissen in dieser neuen Zeit anpassen.

Der Kräutergarten der Natur bietet uns hier eine wundervolle Begleitung an. Er schenkt uns, Jahr ein Jahr aus, treue Weggefährten. Es liegt also nur an uns, diese Geschenke dankbar in unser Leben zu integrieren:

1. Traubensilberkerze

Die östrogenartige Wirkung der Extrakte aus dem Wurzelstock wirken wie körpereigene Östrogene – ohne Nebenwirkungen, wie es bei Hormonpräparaten der Fall ist.

Sie lindern **psychische und neurovegetative Beschwerden, Hitzewallungen und auch nächtliches Schwitzen sowie Schlafstörungen.**

Die Silberkerze reduziert Hitzewallungen um 50 %. Es ist jene Pflanze mit östrogenartiger Wirkung, die in den Wechseljahren am meisten gebraucht wird. Man vermutet sogar, dass sie den Knochenabbau hemmt und gegen Osteoporose wirkt. Als Creme angewendet befeuchtet sie die Scheidenschleimhäute und wirkt der Ausdünnung der **Schleimhäute** entgegen.

2. Mönchspfeffer

Der Mönchspfeffer hilft, den **gesamten Hormonhaushalt** zu regulieren, indem er der Östrogendominanz entgegenwirkt. Gerade zu Beginn der Menopause, wenn der Zyklus noch nicht endgültig aufgehört hat, regt er die Produktion von Progesteron an und aktiviert die Eierstöcke.

3. Pflanzliche Phytoöstrogene

Pflanzliche Phytoöstrogene sind Isoflavone, auch Phytoöstrogene genannt, weil sie dem weiblichen Hormon Östrogen ähneln und den Hormonmangel ausgleichen.

Hitzewallungen, Schlafstörungen und anderen typische Wechseljahresbeschwerden kann damit vorgebeugt werden. In folgenden Lebensmitteln sind Phytoöstrogene zu finden: Soja, Rotklee, Hopfen, Leinsamen, Sonnenblumen- und Kürbiskerne, Hülsenfrüchte, Maca, Granatapfel. Asiatischen Frauen sind Wechseljahresbeschwerden unbekannt. Vermutlich weil sie viel Soja essen.

4. Yams

Yams enthält Substanzen, die dem körpereigenen Progesteron der Frauen sehr ähnlich sind. Es unterstützt die Hormontätigkeit und harmonisiert den periodischen Hormonwechsel der Frau.

Schwitzattacken, Rastlosigkeit, Stress, Angst, innere Unruhe, Verstopfung können gelindert werden. Außerdem hat die Yams-Wurzel stark knochenverdichtende Wirkung.

5. Johanniskraut

Johanniskraut ist das pflanzliche Mittel gegen **Depressionen**. Es wirkt stimmungserhellend, gegen Stress und Unruhe, gegen Ängste und wirkt **schlaffördernd**. Egal ob als Tee, homöopathisch oder in konzentrierter Form, Johanniskraut wirkt langsam, aber nachhaltig. Auch als Öl bei Massagen sorgt das „Rotöl" für Entspannung und Linderung.

6. Salbei

wird auch die „Schweißbremse" der Wechseljahre genannt. Als Tee getrunken, reguliert er die Wärmesteuerung im Gehirn und wirkt dabei direkt auf die Schweißdrüsen und auf deren Steuerungszentrale. So wird sowohl die Anzahl als auch die Intensität der **Hitzewallungen und Schweißausbrüche gemindert. Schlafstörungen, Müdigkeit und Energielosigkeit** wird ebenso entgegengewirkt.

7. Pfefferminze

Pfefferminze wirkt kühlend. Ein Sprühfläschchen mit Wasser und ein paar Tropfen gutem Pfefferminzöl kühlen dich auf der Stelle und jederzeit. Auch ein Glas Wasser, mit einem Tropfen Lemon und einem Minzeblättchen, ist eine willkommene **Abkühlung**. Achtung: kalte Getränke kühlen nicht unbedingt!

8. Rotklee

Rotklee gleicht den Hormonhaushalt aus! Er enthält natürliche Phytoöstrogene und gleicht sowohl einen Östrogenmangel als auch einen -überschuss aus. Die darin enthaltenen Isoflavone lindern die Stimmungsschwankungen, Unruhegefühle und Hitzewallungen. Als Tee ist er ein wunderbarer Begleiter.

9. Frauenmantel

Auch dieses Kraut **erleichtert die Umstellung**. Als Tee wirkt es **blutreinigend**, blutverdünnend und hilft bei **Migräne**. Sogar in grünen Smoothies oder auf Salaten und Gemüsen entfaltet er seine Wirkung.

10. Schafgarbe

Schafgarbe fördert die **Durchblutung** und regt den **Kreislauf** an. Ihre Bitterstoffe wirken beruhigend und unterstützen einen gesunden **Schlaf**. Eine Teemischung aus Schafgarbe, Lavendel und Zitronenmelisse ist der optimale Wechseljahretee.

11. Melisse

Melisse beruhigt das Nervensystem. Besonders geschmacksintensiv ist die Zitronenmelisse, welche die **Stimmungsbalance** wiederherstellt und bei **Stress, Niedergeschlagenheit und Schlafstörung** hilft.

12. Hirtentäschel

Hirtentäschel ist der ideale Begleiter während der Wechseljahre. Seine Wirkung ist breit gefächert. Das Kraut wirkt ausgleichend auf den **Blutdruck**, sowohl auf hohen als auch auf niederen und bringt so den Kreislauf in Schwung. Die herzförmigen Blätter sehen vor allem in Salaten und auf Gemüse sehr dekorativ aus.

10 Quick-Tipps

- ▶ Stress abbauen
- ▶ Loslassen
- ▶ Genügend Schlaf
- ▶ Kleidung – Zwiebellook
- ▶ Moderater Sport – viele Spaziergänge
- ▶ Ernährung – Genussmittel reduzieren
- ▶ Viel trinken – vor allem Wasser
- ▶ Nahrungs- und Vitalstoffe
- ▶ Träume leben und Spaß haben
- ▶ Fächer!!

Hier habe ich, ganz speziell für dich, noch weitere Tipps für deine Hormonpflege und deine Hormonbalance:

https://www.meine-wechseljahre.com/12-tipps-zur-hormonpflege

Viel Freude in den Wechseljahren

wünscht dir Hildegard

Ab Oktober 2021 erhältlich:

Die begleitende Meditations-CD zum Buch

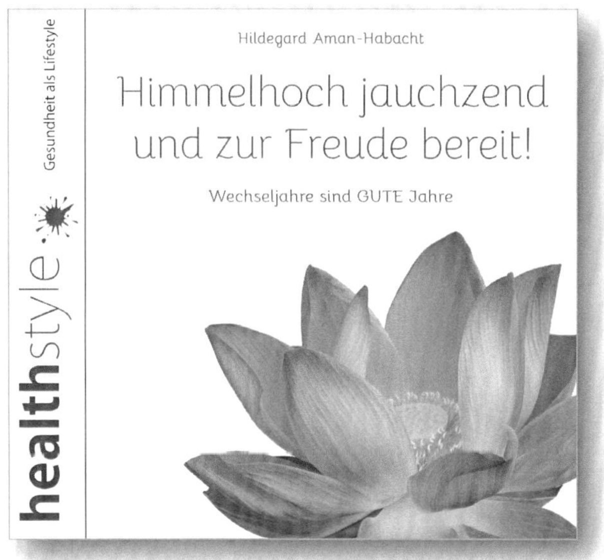

Die Menopause, die zwischen dem 40. und 55. Lebensjahr einsetzt und bis zu einem Jahrzehnt anhalten kann, bedeutet für Frauen einen tiefen Einschnitt mit zahlreichen Herausforderungen. Der Körper verändert sich, die Hormone spielen verrückt, ein komplett neues Gleichgewicht muss gefunden werden. Körperliche Phänomene wie Hitzewallungen, Schlafstörungen, Gewichtszunahme und vaginale Trockenheit machen das Leben schwer. Auf der psychischen Ebene gilt es, Stimmungsschwankungen, Ängste und einen häufig stark verminderten Selbstwert zu überwinden.

Hilfe naht: Hildegard Aman-Habacht – Dipl. Body Vital-Trainerin, Coach und Energetikerin – schenkt dir vier ganz besondere Wechseljahres-Meditationen, die dir helfen können, besser zu schlafen, Hitzewallungen gekonnt zu begegnen, himmelhoch jauchzend dein neues Leben zu genießen und Frieden mit dir selbst zu finden. Begleitet von entspannender Musik, darfst du dich vertrauensvoll fallen lassen und den Grundstein für eine wundervolle Gegenwart und Zukunft setzen, denn: Wechseljahre sind GUTE Jahre!

ISBN 978-3-948849-20-7 15,00 €

Erhältlich unter www.healthstyle.store